Date: Time:

Patient ID:

T: BP:

HR: SpO2:

Resps: Bm:

Other observations:

Date: _____ Time: _____

Patient ID: _____

T: _____ BP: _____

HR: _____ SpO2: _____

Resps: _____ Bm: _____

Other observations: _____

_____

_____

_____

_____

_____

_____

_____

_____

_____

Date: Time:

Patient ID:

T: BP:

HR: SpO2:

Resps: Bm:

Other observations:

Date: Time:

Patient ID:

T: BP:

HR: SpO2:

Resps: Bm:

Other observations:

Date: Time:

Patient ID:

T: BP:

HR: SpO2:

Resps: Bm:

Other observations:

Date: Time:

Patient ID:

T: BP:

HR: SpO2:

Resps: Bm:

Other observations:

Date: Time:

Patient ID:

T: BP:

HR: SpO2:

Resps: Bm:

Other observations:

Date: Time:

Patient ID:

T: BP:

HR: SpO2:

Resps: Bm:

Other observations:

_____

_____

_____

_____

_____

_____

_____

_____

_____

Date: Time:

Patient ID:

T: BP:

HR: SpO2:

Resps: Bm:

Other observations:

_____

_____

_____

_____

_____

_____

_____

_____

_____

Date: _____ Time: _____

Patient ID: _____

T: _____ BP: _____

HR: _____ SpO2: _____

Resps: _____ Bm: _____

Other observations: _____

_____

_____

_____

_____

_____

_____

_____

_____

_____

_____

Date: Time:

Patient ID:

T: BP:

HR: SpO2:

Resps: Bm:

Other observations:

Date: Time:

Patient ID:

T: BP:

HR: SpO2:

Resps: Bm:

Other observations:

_____

_____

_____

_____

_____

_____

_____

_____

_____

Date: Time:

Patient ID:

T: BP:

HR: SpO2:

Resps: Bm:

Other observations:

Date: Time:

Patient ID:

T: BP:

HR: SpO2:

Resps: Bm:

Other observations:

_____

_____

_____

_____

_____

_____

_____

_____

_____

Date: Time:

Patient ID:

T: BP:

HR: SpO2:

Resps: Bm:

Other observations:

_____

_____

_____

_____

_____

_____

_____

_____

_____

_____

Date: Time:

Patient ID:

T: BP:

HR: SpO2:

Resps: Bm:

Other observations:

Date: Time:

Patient ID:

T: BP:

HR: SpO2:

Resps: Bm:

Other observations:

_____

_____

_____

_____

_____

_____

_____

_____

Date: Time:

Patient ID:

T: BP:

HR: SpO2:

Resps: Bm:

Other observations:

Date: Time:

Patient ID:

T: BP:

HR: SpO2:

Resps: Bm:

Other observations:

_____

_____

_____

_____

_____

_____

_____

_____

Date: Time:

Patient ID:

T: BP:

HR: SpO2:

Resps: Bm:

Other observations:

Date: Time:

Patient ID:

T: BP:

HR: SpO2:

Resps: Bm:

Other observations:

Date: Time:
_____

Patient ID:
_____

T: BP:
_____

HR: SpO2:
_____

Resps: Bm:
_____

Other observations:
_____

_____

_____

_____

_____

_____

_____

_____

_____

Date: Time:

Patient ID:

T: BP:

HR: SpO2:

Resps: Bm:

Other observations:

_____

_____

_____

_____

_____

_____

_____

_____

Date: Time:

Patient ID:

T: BP:

HR: SpO2:

Resps: Bm:

Other observations:

Date: Time:

Patient ID:

T: BP:

HR: SpO2:

Resps: Bm:

Other observations:

Date: Time:

Patient ID:

T: BP:

HR: SpO2:

Resps: Bm:

Other observations:

Date: Time:

Patient ID:

T: BP:

HR: SpO2:

Resps: Bm:

Other observations:

Date: Time:
_____

Patient ID:
_____

T: BP:
_____

HR: SpO2:
_____

Resps: Bm:
_____

Other observations:
_____

_____

_____

_____

_____

_____

_____

_____

_____

Date: Time:

Patient ID:

T: BP:

HR: SpO2:

Resps: Bm:

Other observations:

Date: Time:

Patient ID:

T: BP:

HR: SpO2:

Resps: Bm:

Other observations:

Date: Time:

Patient ID:

T: BP:

HR: SpO2:

Resps: Bm:

Other observations:

Date: Time:

Patient ID:

T: BP:

HR: SpO2:

Resps: Bm:

Other observations:

Date: Time:

Patient ID:

T: BP:

HR: SpO2:

Resps: Bm:

Other observations:

Date: Time:
_____

Patient ID:
_____

T: BP:
_____

HR: SpO2:
_____

Resps: Bm:
_____

Other observations:
_____

_____

_____

_____

_____

_____

_____

_____

_____

_____

Date: Time:

Patient ID:

T: BP:

HR: SpO2:

Resps: Bm:

Other observations:

Date: Time:

Patient ID:

T: BP:

HR: SpO2:

Resps: Bm:

Other observations:

Date: Time:

Patient ID:

T: BP:

HR: SpO2:

Resps: Bm:

Other observations:

Date: _____ Time: _____

Patient ID: _____

T: _____ BP: _____

HR: _____ SpO2: _____

Resps: _____ Bm: _____

Other observations:
_____

_____

_____

_____

_____

_____

_____

_____

_____

Date: Time:

Patient ID:

T: BP:

HR: SpO2:

Resps: Bm:

Other observations:

Date: Time:
_____

Patient ID:
_____

T: BP:
_____

HR: SpO2:
_____

Resps: Bm:
_____

Other observations:
_____

_____

_____

_____

_____

_____

_____

_____

_____

Date: Time:

Patient ID:

T: BP:

HR: SpO2:

Resps: Bm:

Other observations:

Date: _____ Time: _____

Patient ID: _____

T: _____ BP: _____

HR: _____ SpO2: _____

Resps: _____ Bm: _____

Other observations: _____

_____

_____

_____

_____

_____

_____

_____

_____

_____

Date: Time:
_____

Patient ID:
_____

T: BP:
_____

HR: SpO2:
_____

Resps: Bm:
_____

Other observations:
_____

_____

_____

_____

_____

_____

_____

_____

_____

_____

Date: _____ Time: _____

Patient ID: _____

T: _____ BP: _____

HR: _____ SpO2: _____

Resps: _____ Bm: _____

Other observations:

_____

_____

_____

_____

_____

_____

_____

_____

_____

Date: Time:

Patient ID:

T: BP:

HR: SpO2:

Resps: Bm:

Other observations:

Date: _____   Time: _____

Patient ID: _____

T: _____   BP: _____

HR: _____   SpO2: _____

Resps: _____   Bm: _____

Other observations: _____

_____

_____

_____

_____

_____

_____

_____

_____

Date: _____ Time: _____

Patient ID: _____

T: _____ BP: _____

HR: _____ SpO2: _____

Resps: _____ Bm: _____

Other observations:

_____

_____

_____

_____

_____

_____

_____

_____

_____

Date: Time:

Patient ID:

T: BP:

HR: SpO2:

Resps: Bm:

Other observations:

_____

_____

_____

_____

_____

_____

_____

_____

_____

Date: Time:

Patient ID:

T: BP:

HR: SpO2:

Resps: Bm:

Other observations:

Date: Time:

Patient ID:

T: BP:

HR: SpO2:

Resps: Bm:

Other observations:

Date: Time:

Patient ID:

T: BP:

HR: SpO2:

Resps: Bm:

Other observations:

Date: Time:

Patient ID:

T: BP:

HR: SpO2:

Resps: Bm:

Other observations:

_____

_____

_____

_____

_____

_____

_____

_____

Date: Time:

Patient ID:

T: BP:

HR: SpO2:

Resps: Bm:

Other observations:

Date: Time:

Patient ID:

T: BP:

HR: SpO2:

Resps: Bm:

Other observations:

_____

_____

_____

_____

_____

_____

_____

_____

Date: Time:

Patient ID:

T: BP:

HR: SpO2:

Resps: Bm:

Other observations:

Date: Time:

Patient ID:

T: BP:

HR: SpO2:

Resps: Bm:

Other observations:

_____

_____

_____

_____

_____

_____

_____

_____

Date: Time:

Patient ID:

T: BP:

HR: SpO2:

Resps: Bm:

Other observations:

_____

_____

_____

_____

_____

_____

_____

_____

_____

_____

Date: Time:

Patient ID:

T: BP:

HR: SpO2:

Resps: Bm:

Other observations:

Date: Time:

Patient ID:

T: BP:

HR: SpO2:

Resps: Bm:

Other observations:

_____

_____

_____

_____

_____

_____

_____

_____

_____

Date: Time:

Patient ID:

T: BP:

HR: SpO2:

Resps: Bm:

Other observations:

Date: Time:

Patient ID:

T: BP:

HR: SpO2:

Resps: Bm:

Other observations:

Date: Time:

Patient ID:

T: BP:

HR: SpO2:

Resps: Bm:

Other observations:

_____

_____

_____

_____

_____

_____

_____

_____

_____

Date: Time:

Patient ID:

T: BP:

HR: SpO2:

Resps: Bm:

Other observations:

Date: Time:

Patient ID:

T: BP:

HR: SpO2:

Resps: Bm:

Other observations:

Date: Time:

Patient ID:

T: BP:

HR: SpO2:

Resps: Bm:

Other observations:

Date: _____ Time: _____

Patient ID: _____

T: _____ BP: _____

HR: _____ SpO2: _____

Resps: _____ Bm: _____

Other observations: _____

_____

_____

_____

_____

_____

_____

_____

_____

Date: Time:

Patient ID:

T: BP:

HR: SpO2:

Resps: Bm:

Other observations:

Date: Time:

Patient ID:

T: BP:

HR: SpO2:

Resps: Bm:

Other observations:

Date: Time:

Patient ID:

T: BP:

HR: SpO2:

Resps: Bm:

Other observations:

Date: Time:

Patient ID:

T: BP:

HR: SpO2:

Resps: Bm:

Other observations:

_____

_____

_____

_____

_____

_____

_____

_____

_____

Date: _____ Time: _____

Patient ID: _____

T: _____ BP: _____

HR: _____ SpO2: _____

Resps: _____ Bm: _____

Other observations:

_____

_____

_____

_____

_____

_____

_____

_____

Date: Time:

Patient ID:

T: BP:

HR: SpO2:

Resps: Bm:

Other observations:

_____

_____

_____

_____

_____

_____

_____

_____

Date: Time:

Patient ID:

T: BP:

HR: SpO2:

Resps: Bm:

Other observations:

_____

_____

_____

_____

_____

_____

_____

_____

_____

Date: Time:

Patient ID:

T: BP:

HR: SpO2:

Resps: Bm:

Other observations:

Date: Time:

Patient ID:

T: BP:

HR: SpO2:

Resps: Bm:

Other observations:

Date: Time:

Patient ID:

T: BP:

HR: SpO2:

Resps: Bm:

Other observations:

Date: Time:

Patient ID:

T: BP:

HR: SpO2:

Resps: Bm:

Other observations:

Date: Time:

Patient ID:

T: BP:

HR: SpO2:

Resps: Bm:

Other observations:

Date: Time:

Patient ID:

T: BP:

HR: SpO2:

Resps: Bm:

Other observations:

Date: Time:

Patient ID:

T: BP:

HR: SpO2:

Resps: Bm:

Other observations:

_____

_____

_____

_____

_____

_____

_____

_____

_____

Date: Time:

Patient ID:

T: BP:

HR: SpO2:

Resps: Bm:

Other observations:

Date: Time:

Patient ID:

T: BP:

HR: SpO2:

Resps: Bm:

Other observations:

Date: Time:

Patient ID:

T: BP:

HR: SpO2:

Resps: Bm:

Other observations:

_____

_____

_____

_____

_____

_____

_____

_____

Date: Time:

Patient ID:

T: BP:

HR: SpO2:

Resps: Bm:

Other observations:

Date: Time:

Patient ID:

T: BP:

HR: SpO2:

Resps: Bm:

Other observations:

Date: Time:

Patient ID:

T: BP:

HR: SpO2:

Resps: Bm:

Other observations:

Date: Time:

Patient ID:

T: BP:

HR: SpO2:

Resps: Bm:

Other observations:

Date: _____ Time: _____

Patient ID: _____

T: _____ BP: _____

HR: _____ SpO2: _____

Resps: _____ Bm: _____

Other observations:

_____

_____

_____

_____

_____

_____

_____

_____

_____

_____

Date: Time:

Patient ID:

T: BP:

HR: SpO2:

Resps: Bm:

Other observations:

Date: Time:

Patient ID:

T: BP:

HR: SpO2:

Resps: Bm:

Other observations:

_____

_____

_____

_____

_____

_____

_____

_____

_____

_____

Date: Time:

Patient ID:

T: BP:

HR: SpO2:

Resps: Bm:

Other observations:

Date: Time:

Patient ID:

T: BP:

HR: SpO2:

Resps: Bm:

Other observations:

_____

_____

_____

_____

_____

_____

_____

_____

Date: Time:

Patient ID:

T: BP:

HR: SpO2:

Resps: Bm:

Other observations:

_____

_____

_____

_____

_____

_____

_____

_____

_____

Date: Time:

Patient ID:

T: BP:

HR: SpO2:

Resps: Bm:

Other observations:

_____

_____

_____

_____

_____

_____

_____

_____

_____

_____

Date: Time:

Patient ID:

T: BP:

HR: SpO2:

Resps: Bm:

Other observations:

Date: Time:
_____

Patient ID:
_____

T: BP:
_____

HR: SpO2:
_____

Resps: Bm:
_____

Other observations:
_____

_____

_____

_____

_____

_____

_____

_____

_____

Date: Time:

Patient ID:

T: BP:

HR: SpO2:

Resps: Bm:

Other observations:

Date: Time:

Patient ID:

T: BP:

HR: SpO2:

Resps: Bm:

Other observations:

Date: Time:

Patient ID:

T: BP:

HR: SpO2:

Resps: Bm:

Other observations:

Date: _____ Time: _____

Patient ID: _____

T: _____ BP: _____

HR: _____ SpO2: _____

Resps: _____ Bm: _____

Other observations: _____

_____

_____

_____

_____

_____

_____

_____

_____

_____

Date: Time:

Patient ID:

T: BP:

HR: SpO2:

Resps: Bm:

Other observations:

Date: Time:

Patient ID:

T: BP:

HR: SpO2:

Resps: Bm:

Other observations:

Date: Time:

Patient ID:

T: BP:

HR: SpO2:

Resps: Bm:

Other observations:

_____

_____

_____

_____

_____

_____

_____

_____

_____

Date: Time:
_____

Patient ID:
_____

T: BP:
_____

HR: SpO2:
_____

Resps: Bm:
_____

Other observations:
_____

_____

_____

_____

_____

_____

_____

_____

_____

Date: Time:

Patient ID:

T: BP:

HR: SpO2:

Resps: Bm:

Other observations:

Date: Time:

Patient ID:

T: BP:

HR: SpO2:

Resps: Bm:

Other observations:

Date: _____ Time: _____

Patient ID: _____

T: _____ BP: _____

HR: _____ SpO2: _____

Resps: _____ Bm: _____

Other observations: _____

_____

_____

_____

_____

_____

_____

_____

_____

Date: Time:

Patient ID:

T: BP:

HR: SpO2:

Resps: Bm:

Other observations:

Date: Time:

Patient ID:

T: BP:

HR: SpO2:

Resps: Bm:

Other observations:

_____

_____

_____

_____

_____

_____

_____

_____

_____

Date: Time:

_____

Patient ID:

_____

T: BP:

_____

HR: SpO2:

_____

Resps: Bm:

_____

Other observations:

_____

_____

_____

_____

_____

_____

_____

_____

_____

www.ingramcontent.com/pod-product-compliance
Lightning Source LLC
Chambersburg PA
CBHW071209220526
45468CB00002B/560